AF339539

DE QUELQUES

MODIFICATIONS PATHOLOGIQUES

DÉPENDANT

D'HÉMORRHAGIES

OU

DE RAMOLLISSEMENTS CIRCONSCRITS DU CERVEAU

ET SIÉGEANT DU COTÉ DE LA PARALYSIE

C'EST-A-DIRE DU CÔTÉ OPPOSÉ A L'AFFECTION CÉRÉBRALE

Note lue à la Société de Biologie, le 12 Juillet 1873,

Par A. BARÉTY,

Interne des hôpitaux de Paris,
membre correspondant de la Société anatomique
et de la Société de biologie.

———— ⌘ ————

PARIS

Chez Adrien DELAHAYE, libraire-éditeur,
Place de l'École-de-Médecine.

1874

Paris. — Imprimerie CUSSET et Cᵉ, rue Montmartre, 123.

DE| QUELQUES

MODIFICATIONS PATHOLOGIQUES

DÉPENDANT

D'HÉMORRHAGIES

OU

DE RAMOLLISSEMENTS CIRCONSCRITS DU CERVEAU

J'ai eu depuis trois ans, et indépendamment des recherches de M. Ollivier sur le même sujet (1), l'occasion d'observer un certain nombre de faits dans lesquels, avec une hémorrhagie ou un ramollissement cérébral d'un côté, on notait diverses modifications de tissus dans des points variables du côté opposé du corps, c'est-à-dire du côté paralysé.

Ces modifications pathologiques avaient pour siége, par ordre de fréquence : 1° les voies respiratoires; 2° l'iris; 3° la peau; 4° le tissu cellulaire sous-cutané; 5° le cerveau et les méninges.

---

(1) Voir l a communication de M. le docteur A. Ollivier dans la même séance du 12 juillet 1873.

C'étaient :

A. *Dans les voies respiratoires :*

1° Des ecchymoses sous-pleurales.

2° Des taches ecchymotiques de la muqueuse bronchique ;

3° De la congestion pulmonaire ;

4° De l'apoplexie pulmonaire ;

5° De l'œdème pulmonaire ;

6° De l'épanchement séreux pleural.

B. *Du côté de l'iris :*

De la contraction pupillaire.

C. *Du côté de la peau :*

De l'érythème circonscrit suivi de phlyctène et d'escharre.

D. *Dans le tissu cellulaire sous-cutané :*

De l'épanchement de sérosité (œdème sous-cutané).

E. *Du côté de l'encéphale :*

De l'épanchement séreux sous-arachnoïdien et ventriculaire.

Toutes ou presque toutes ces lésions, ainsi que je l'ai déjà dit, siégeaient exclusivemement ou prédominaient du côté de l'hémiplégie.

Bon nombre, sinon la plupart de ces lésions, ont déjà été ou entrevues ou signalées expressément par quelques auteurs ; d'autres ont été notées sans que l'on ait saisi la relation qui pouvait exister entre elles et l'affection cérébrale concomitante.

M. Charcot s'est, je crois, occupé de la question (prise dans son sens le plus général) et M. Ollivier vient d'insister tout particulièrement sur cette relation remarquable en faisant connaître un certain nombre de faits par lui recueillis.

On lit dans la thèse d'agrégation de M. Rathery (1872. *Sur la pathogénie de l'œdème,* p. 62) que Laycock avait fait remarquer que dans le cas de lésions centrales du système nerveux, l'épanchement de sérosité répondait, en général, au siége de la paralysie, qu'ainsi il était unilatéral dans les cas d'hémiplégie. Mais M. Ollivier, qui est remonté à la source, vient de déclarer dans cette même séance que Laycock est peu explicite sur ce sujet.

Cruveilhier, dans son *Atlas,* et Hugues Bennett, dans ses *Leçons cliniques* (trad. française, 1873), ont noté de l'hépatisation, de la congestion et de l'apoplexie pulmonaire du côté de l'hémiplégie dans des cas d'hémorrhagies ou de ramollissements cérébraux; mais ces deux auteurs, je le répète, n'ont point saisi le rapport qui pouvait exister entre ces deux ordres de lésions : lésion cérébrale d'un côté et lésion pulmonaire du côté opposé.

Mes recherches historiques sur la question se bornent là jusqu'à ce jour. Il est très-possible que d'autres auteurs se soient occupés expressément de ce sujet et que d'autres encore, dans leurs observations, aient noté, sinon la corrélation de ces deux ordres de lésions, au moins leur existence pure et simple. Ce sont des recherches bibliographiques que je n'ai encore pu entreprendre.

Les observations que j'ai pu rassembler sont au nombre de 18. Sur ces 18 observations, 7 me sont personnelles, 9 sont empruntées à Bennett, 2 à Cruveilhier.

Le choix des observations empruntées à ces deux auteurs a porté, non point sur la coexistence de l'affection cérébrale et de lésions pulmonaires notées du côté de l'hémiplégie, mais avant tout sur l'existence d'une hémorrhagie ou d'un ramollissement circonscrit du cerveau.

J'ai ainsi tenté l'essai d'une statistique à l'aide de laquelle (sauf vérification avec d'autres observations) on peut déjà établir la fréquence, le siége et quelquefois l'âge des lésions trouvées du côté du corps paralysé en rapport avec la fréquence, le siége et l'âge, peut-être, des lésions cérébrales dont elles dépendent.

On verra, par l'exposé ou l'indication des observations, que je néglige de parler des affections cérébrales autres que des hémorrhagies ou des ramollissements cérébraux; que je ne m'occupe pas non plus des hémorrhagies méningées ou des méningites partielles ou totales, affections cérébrales dont je ne possède que quelques cas, mais avec lesquelles j'ai observé ou pu relever, dans certaines observations des auteurs, de la congestion pulmonaire atteignant le même degré dans les deux poumons.

I. MODIFICATIONS PATHOLOGIQUES DANS LES VOIES RESPIRATOIRES.

A. *Ecchymoses sous-pleurales.*

ECCHYMOSES SOUS-PLEURALES A GAUCHE. RAMOLLISSEMENT DU CORPS STRIÉ ET DE LA PROTUBÉRANCE A DROITE.

Obs. I (personnelle). — G... Céline, 50 ans, marchande des quatre saisons, entre, le 7 février 1872, à l'hôpital Saint-Louis, salle Saint-

Thomas, n° 34, service de M. le docteur Lailler ; elle meurt le 11 février à sept heures du matin.

Aucun renseignements sur le début de la maladie.

Le lendemain de son *entrée :*

Intelligence obscurcie.

Faiblesse du bras et de la jambe gauches, avec conservation des trois ordres de sensibilité.

A la face, aucun signe apparent de paralysie.

Pupille droite un peu plus dilatée que la gauche.

Langue légèrement déviée à droite.

Douleur frontale du côté droit.

La veille, l'intelligence était un peu plus nette.

Incontinence de l'urine et des matières fécales.

Toux. Nombreux râles secs dans toute la poitrine.

De plus, éruption papuleuse syphilitique.

Le jour suivant, 9 février :

Signes manifestes d'hémiplégie faciale droite.

Tête inclinée à droite.

Somnolence. Pas de selles.

L'état général s'aggrave, l'hébétude et la prostration font des progrès.

Mort le 11 février à sept heures du matin.

Autopsie le 12 février à onze heures du matin.

Léger œdème sous-arachnoïdien généralisé, plus prononcé à la base de l'encéphale.

Congestion veineuse de la pie-mère, plus prononcée à droite.

Large plaque d'un rouge uniforme à l'extrémité postérieure des hémisphères cérébraux, *plus accusée à gauche* qu'à droite.

Piqueté de la substance blanche.

Coloration foncée et ramollissement manifeste du corps strié du côté droit, et de la *partie supérieure droite de la protubérance annulaire.*

Poumon gauche : L'extrême sommet est rouge vif, crépitant. Le reste du poumon est rouge foncé, surtout dans le lobe inférieur, non réductible sous le doigt, peu crépitant dans la plus grande partie du lobe supérieur, non crépitant dans le lobe inférieur et surnageant.

On remarque, de plus, des *taches purpuriques* le long de la face rachidienne de la partie postérieure du poumon. Ces taches sont sous-pleurales, arrondies, d'un rouge foncé, de quelques millimètres de diamètre.

De plus, un peu de *sérosité dans la cavité pleurale* et adhérences du sommet.

Poumon gauche légèrement congestionné.

-Cœur : *Taches purpuriques, de l'étendue d'une lentille, sur la valvule mitrale droite.*

Surcharge graisseuse.

Sang noir dans le ventricule gauche.

Sang noir et caillots de fibrine décolorée dans le ventricule droit, se prolongeant assez en avant dans l'artère pulmonaire.

Taches rouges superficielles en divers points de la surface du foie.

B. *Ecchymoses de la muqueuse bronchique.*

CONGESTION ET TACHES ECCHYMOTIQUES DE LA MUQUEUSE DES BRONCHES DU CÔTÉ DROIT. RAMOLLISSEMENT JAUNE AUTOUR D'UN KYSTE APOPLECTIQUE DE LA COUCHE OPTIQUE GAUCHE.

OBS. II (personnelle). — D... Jean, 38 ans, garçon de café, entre, le 11 avril 1873, à l'hôpital Lariboisiése, salle Saint-Vincent, n° 2, service de M. le docteur Millard ; mort dans la nuit du 21 au 22 avril.

Antécédents alcooliques.

Attaque d'apoplexie cérébrale (dans son café) 15 jours avant son entrée. Hémiplégie droite à la suite. Amélioration au bout de dix jours, puis nouvelle attaque très-légère deux ou trois jours avant son entrée.

Le jour de son entrée, paralysie incomplète de la sensibilité et du mouvement de tout le côté droit.

On ne constate rien au cœur ni aux poumons.

L'intelligence est lente.

Les impressions cérébrales persistent longtemps. C'est ainsi que si, après lui avoir dit de tousser et qu'il a toussé en effet, on vient à le prier, à plusieurs reprises même, de donner la main ou de sortir la langue, il tousse et retousse à chaque demande au lieu d'exécuter le mouvement qu'on l'invite à faire.

Les jours suivants, son état s'aggrave. Il divague et délire de plus en plus. Il vomit à plusieurs reprises.

La face est rouge, les yeux sont injectés.

Vers le 20, on constate que son haleine est fétide. La respiration est suspirieuse. On n'entend aucun râle dans la poitrine. Le pouls est ralenti et irrégulier, 60 pulsations.

L'affaissement fait des progrès rapides. La face se cyanose et se couvre de sueurs. La pupille gauche se dilate et la droite se rétrécit.

Les membres tombent dans la résolution. On constate de la rétention d'urine et un léger degré d'albuminurie.

Puis le malade succombe dans la nuit du 21 au 22 avril.

A l'AUTOPSIE, pratiquée le 22 avril au matin :

Congestion prononcée dés méninges, surtout à la convexité du cerveau.

Aplatissement des circonvolutions cérébrales et cérébelleuses. La substance cérébrale colle aux doigts et présente la consistance de la pâte de guimauve, comme dans l'encéphalopathie saturnine.

Grande quantité de sérosité jaune orange dans les ventricules latéraux.

La *couche optique gauche* est le siége d'une sorte de kyste multiloculaire (3 ou 4 loges), du volume au moins d'une petite bille de billard, paraissant être le résultat d'un ou plusieurs foyers apoplectiques anciens.

Cette tumeur kystique sanguine occupe surtout la partie postérieure de la couche optique et se trouve entourée d'une zone de ramollissement de couleur jaune, intense, profonde de 1 centimètre au moins.

Dans la protubérance, on remarque un grand nombre de taches linéaires rouges paraissant constituées par la dilatation de vaisseaux sanguins.

Poumons : Congestion énorme du poumon droit, plus prononcée à la partie inférieure, où elle va jusqu'à l'apoplexie.

La consistance du parenchyme augmente à mesure qu'on se rapproche de la base, où l'on ne fait sourdre, par la pression, que du sang et très-peu d'air. Un morceau du poumon, détaché de la base, va au fond de l'eau.

A gauche, différence sensible dans la coloration du tissu pulmonaire, qui est relativement pâle. Le poumon gauche est d'ailleurs plus affaissé que le droit. Un morceau de la base surnage parfaitement.

Congestion énorme de la trachée et des bronches, surtout de la droite. La muqueuse des bronches, à droite, est, en outre, le siége de petites taches de suffusion sanguine.

A gauche, on trouve dans la bronche des mucosités opaques, grisâtres, qu'on ne trouve pas du côté droit.

Pas de thrombose dans les divisions de l'artère pulmonaire.

Cœur : Volume normal. Les valvules aortiques, au niveau de leur insertion, et les nodules d'Arantius sont augmentés de consistance.

La surface interne de l'aorte est très-inégale, rugueuse et présente quelques incrustations calcaires.

Le *foie* et les reins sont congestionnés. Leur volume paraît normal.

C. *Congestion pulmonaire.*

CONGESTION PRÉDOMINANT DANS LE POUMON DROIT. HÉMORRHAGIE
DU CORPS STRIÉ GAUCHE.

Obs. III (personnelle). — C... Catherine, 43 ans, journalière, entrée le 10 février 1870, à 6 heures du soir, à l'hôpital Saint-Louis, salle Henri IV, service de M. le docteur Guibout; morte le 12 février à 7 heures du matin.

Attaque d'apoplexie cérébrale le 10 février (jour de l'entrée), à 2 heures de l'après-midi.

Hémiplégie droite, embarras considérable de la parole.

A gauche contracture des muscles de la face et du bras correspondant.

Mort avec symptômes asphyxiques le 12 février.

A l'AUTOPSIE pratiquée le 13 février :

Deux foyers hémorrhagiques couleur lie de vin dans le corps strié gauche. — L'un d'eux occupe le noyau gris extra-ventriculaire et offre la forme et les dimensions d'une amande revêtue de ses enveloppes et coupée en deux. L'autre occupe le noyau intra-ventriculaire, est situé à 1 ou 2 millimètres de la paroi ventriculaire, et présente la forme et les dimensions d'un gros pois.

L'arachnoïde de l'hémisphère droit seulement est soulevée par de la sérosité abondante présentant un aspect gélatiniforme.

Tous les vaisseaux méningés sont gorgés de sang.

Le *ventricule latéral droit* seulement est rempli de sérosité jaunâtre.

Le *ventricule latéral gauche* n'est que légèrement humecté.

Le *poumon droit* (celui du côté paralysé) est manifestement plus volumineux que le gauche. Il présente une congestion intense dans sa moitié postérieure, moindre dans sa moitié antérieure. Dans les points les plus congestionnés, sa consistance est charnue et sa crépitation très-faible. Il est gorgé de sang, non friable.

Le *poumon gauche* ne présente qu'une légère congestion dans sa moitié postérieure.

Le *cœur* présente une surcharge graisseuse de 2 millimètres 1/2.

L'orifice mitral est légèrement rétréci et insuffisant par le fait d'une ancienne inflammation qui a diminué la longueur et la souplesse des cordages tendineux, épaissi les valvules en parties adhérentes aux parois.

Le *foie* est congestionné, consistant et augmenté de volume.

CONGESTION PRÉDOMINANT DANS LE POUMON DROIT; DEUX FOYERS DE RAMOLLISSEMENT DANS L'HÉMISPHÈRE GAUCHE, L'UN DANS LE LOBE ANTÉRIEUR L'AUTRE, DANS LE LOBE MOYEN.

Obs. IV (personnelle). — B... Auguste, 64 ans, journalier, entre à Lariboisière, le 2 mars 1873, salle Saint Vincent, n° 22, service de M. le docteur Millard; mort le 11 avril à 5 heures du soir.

Attaque d'apoplexie cérébrale la veille de son entrée, le 1er mars 1873.

A la suite, *hémiplégie droite complète et aphasie.*

La parole revient assez bien au bout de quelques jours.

L'amélioration du côté des membres paralysés fut longue à se produire, elle se produisit d'abord dans le membre inférieur, puis dans le supérieur, et au commencement d'avril, il remuait assez bien les membres du côté droit, mais ne pouvait encore se tenir debout.

Le 6 avril, le malade fut pris de malaise, la parole s'embarrassa, la face devint vultueuse.

Le 8 avril, deux jours après, le malade était privé de connaissance, et plongé dans la stupeur. L'hémiplégie droite avait reparu, l'aphasie était complète. La face était toujours animée. Saignée de 250 grammes.

Le lendemain, on constata un peu d'agitation, l'aphasie est moins absolue, l'intelligence est un peu moins obtuse.

Le surlendemain, 10 avril, on apprend qu'il y a eu du delire la nuit.

L'hémiplégie et l'aphasie sont au même degré que la veille.

Le bras gauche est le siége d'un phlegmon diffus, suite de la saignée pratiquée la veille.

La journée se passe dans le calme.

Le soir, la peau est très-chaude.

Dans la nuit, le malade est en proie au délire.

Le 11, au matin, le délire continue.

Le pouls est très-régulier.

La peau est couverte de sueur.

Le malade ne répond à aucune question.

On constate une gangréné commençante du poignet et de la main du côté gauche.

Mort le soir à 5 heures.

Autopsie le 19 avril au matin.

Artères cérébrales athéromateuses.

Une branche principale de la *sylvienne* gauche est *oblitérée* par un caillot fibrineux adhérent.

Dans le lobe moyen du côté gauche on trouve un *foyer de ramollissement* du volume d'un œuf de poule.

Dans le lobe postérieur du même côté, foyer de ramollissement du volume d'une amande revêtue de ses enveloppes.

Poumons : Un peu de pleurésie sèche à la base du poumon droit.

Congestion et état charnu des deux poumons ; mais le poumon droit est manifestement plus congestionné que le poumon gauche, et présente de larges mailles de tissu cellulo-fibreux.

(A la partie inféro-externe du poumon gauche on trouve un kyste hydatique superficiel du volume d'une petite bille de billard.)

Cœur : volumineux, ventricule gauche dilaté. Sa paroi a une épaisseur de 2 centimètres 1/2.

Épaississement athéromateux de la valvule mitrale.

Plaques athéromateuses et calcaires dans l'aorte ; athérome des principales artères.

Le ventricule droit est un peu dilaté.

Foie : légèrement congestionné.

CONGESTION (AVEC ENGORGEMENT ÉNORME DES VAISSEAUX PULMONAIRES ET ŒDÈME) DANS LE POUMON DROIT SEULEMENT. — HÉMORRHAGIE DU CENTRE OVALE GAUCHE ET DU CORPS STRIÉ GAUCHE.

OBS. V. (personnelle). — H... Adolphe, 41 ans, courtier en vins, entre, le 24 juin 1873, dans la soirée, à l'hôpital Lariboisière, salle Saint-Vincent, n° 33; service de M. le docteur Millard ; il meurt le 3 juillet à midi.

Père mort, à 68 ans, d'apoplexie cérébrale (quatrième attaque dans une même année).

Antécédents alcooliques.

Aucune maladie grave.

Attaque d'apoplexie cérébrale le jeudi 19 juin à cinq heures du soir, au moment où il jouait aux boules. Perte de connaissance.

Le lendemain matin de son entrée, cinq jours après le début, hémiplégie droite. Perte absolue de l'intelligence comme les jours précédents.

Yeux demi-clos. Paupière droite un peu plus abaissée que la gauche.

Pupilles plutôt petites.

Large plaque érythémateuse diffuse de la fesse droite.

Pas d'œdème des membres droits ou gauches.

Artères radiales dures.

Claquement valvulaire à la pointe du cœur.

Le lendemain, 26 juin, même état.

Le 27 juin, même état.

Le 28 juin, on constate, au centre de la plaque érythémateuse de la fesse droite, une excoriation avec une petite escharre foncée, superficielle.

Même état pour le reste.

Le 1er juillet, on constate que le malade *a craché du sang* et qu'aux symptômes préexistants il s'est encore joint un mouvement fébrile assez prononcé. C'est le onzième jour de la maladie.

2 juillet. Le malade a de nouveau craché du sang. On percute le thorax en arrière et en avant : pas de matité ; pas de râles non plus.

Pas de bruit morbide au cœur.

La pupille droite est un peu plus dilatée que la gauche.

Le facies s'altère.

Même mouvement fébrile que la veille.

3 juillet. Pouls fréquent, petit, 156. Peau chaude.

Yeux excavés.

Respiration brève, fréquente, stertoreuse.

Pupille droite plus dilatée que la gauche.

Larmoiement de l'œil droit.

Nystagmus survenu pendant la visite. Prédominance des mouvements produits par le grand oblique.

Pas de bruit morbide au cœur.

Sonorité de tout le thorax.

Mort à midi.

A l'AUTOPSIE, pratiquée le 5 juillet à dix heures du matin :

Légère hémorrhagie sous-arachnoïdienne sur toute la face convexe du tiers postérieur de l'hémisphère droit.

Pie-mère vascularisée, se détachant assez facilement des circonvolutions cérébrales, moins bien cependant qu'à l'état normal.

Le centre ovale presque tout entier de l'hémisphère gauche et la moitie externe du corps strié correspondant est le siége d'un vaste foyer hémorrhagique contenant des caillots noirs, mous, friables, ressemblant à de la gelée de groseille brûlée.

Tout autour de ces caillots, le tissu cérébral est dilacéré, flotte sous un courant d'eau et est le siége d'un ramollissement jusqu'à une distance de 2 à 3 centimètres de la surface des circonvolutions. La couche la plus interne de cette zone ramollie est couleur chocolat clair. La plus profonde est jaune fauve.

Ce foyer sanguin communique avec les deux ventricules latéraux, qui sont remplis de caillots noirs.

Poumons : Emphysème des deux poumons. Le poumon droit est manifestement plus dilaté, plus violacé, plus consistant et moins crépitant que le poumon gauche.

Le poumon droit est congestionné, violacé sur toute la hauteur, mais cette congestion est très-prononcée dans la moitié postérieure et à la base. Dans ces points, on remarque quelques taches d'un rouge foncé, peut-être hémorrhagiques.

Par la pression, on fait sourdre une grande quantité de sérosité spumeuse (œdème pulmonaire).

Les vaisseaux pulmonaires de ce côté sont gorgés de sang qui s'écoule en abondance après la section (stase sanguine).

\ Le poumon gauche est affaissé, d'un rouge carmin vif clair, presque sec et très-crépitant.

Aux deux sommets, la plèvre viscérale forme une petite plaque jaune, épaisse, consistante, et à droite on trouve, au-dessous, dans le parenchyme, un peu d'induration avec noyaux crétacés et irradiations fibreuses, ardoisées.

Dans les divisions inférieures des bronches droites, on trouve une petite quantité d'une matière molle, friable, d'un jaune sale, ressemblant à des mucosités altérées. Les bronches ont elles-mêmes une coloration jaune, sale, verdâtre à ce niveau.

Cœur. Léger rétrécissement avec insuffisance de la valvule mitrale. Inflammation récente des valvules aortiques.

L'estomac et l'*intestin* n'ont pas été examinés.

De ces observations il faut rapprocher notre observation I, dans laquelle la congestion prédominait dans le poumon gauche, et l'observation II où l'on trouve notée une congestion énorme du poumon droit, plus prononcée à la partie inférieure, où elle va jusqu'à l'apoplexie.

Obs. VIII de Bennett. (Voir t. I, p. 478.) Engorgement des parties postérieures et inférieures du poumon *droit.* Ramollissement (autour d'une induration (?) de l'hémisphère gauche) intéressant la portion externe de la couche optique gauche.

D. Apoplexie pulmonaire.

L'observation I, qui vient d'être rappelée, et l'observation V offrent des exemples d'apoplexie pulmonaire.

Obs. XVIII de Bennett. (Voir t. I, p. 528.) Engorgement avec extravasations sanguines, prédominant manifestement dans le poumon *gauche.* Hémorrhagie de la protubérance à droite.

E. OEdème pulmonaire.

Voir notre observation V.

F. Pneumonie.

1º Obs. XV de Bennett. (Voir t. I, p. 499). Hépatisation du lobe inférieur, et deux noyaux de pneumonie dans le lobe supérieur du poumon *gauche.* Ramollissement de la partie supérieure et *droite* de la protubérance annulaire.

2º Obs. XVI de Bennett. (Voir t. I, p. 501.) Signes de pneumonie du côté *gauche,* pendant la vie. Ramollissement autour d'un ancien foyer hémorrhagique au-dessus et au côté externe du corps strié droit.

3º Obs. XXII de Bennett. (Voir t. I, p. 516.) Hépatisation des deux lobes inférieurs du poumon droit. Hémorrhagie dans le corps strié gauche.

4° OBSERVATION de Cruveilhier. (Voir *Atlas*, t. II, liv. XX, p. 3.) Hépatisation au premier degré de tout le lobe inférieur du poumon *droit*. Corps strié *gauche* converti en bouillie jaunâtre. Cavités pisiformes dans le corps strié droit. (Ces lésions cérébrales sont considérées par Cruveilhier comme la suite de foyers apoplectiques.)

5° OBSERVATION de Cruveilhier. (Voir *Atlas*, t. II, p. 4.) Hépatisation au deuxième degré du lobe inférieur du poumon *droit*. Apoplexie capillaire de la substance grise et d'une partie de la substance blanche de l'hémisphère *gauche*.

G. Epanchement pleural.

Voir notre observation I, où l'on a noté un épanchement de sérosité dans la cavité pleurale droite.

II. — MODIFICATIONS DE LA PUPILLE.

A. Rétrécissement de la pupille.

Voir nos observations I, III et V.

OBS. XV de Bennett (V. t. I, p. 499). — Pupille un peu plus contractée à gauche qu'à droite. Ramollissement de la protubérance annulaire à *droite*. (obs. citée.)

OBS. XXVI de Bennett (V. t. 1, p. 501). — Pupille gauche plus contractée que la droite. Hémorrhagie dans le pédoncule droit du cerveau.

OBS. XXII de Bennett (V. t. 1, p. 516). — Pupilles contractées. Extravasation sanguine dans le corps strié gauche.

OBS. XXIII de Bennett (V. t. 1, p. 518). — Pupilles légèrement contractées et insensibles à la lumière. Hémorrhagie au-dessus du ventricule cérébral droit.

B. Dilatation de la pupille.

OBS. VIII de Bennett (V. t. I, p. 478). — Pupilles modérément dilatées. Ramollissement cérébral intéressant la couche optique *gauche*.

III. MODIFICATIONS PATHOLOGIQUES DU CÔTÉ DU TISSU CELLULAIRE
SOUS-CUTANÉ ET DE LA PEAU.

ŒDÈME DU BRAS ET DE LA JAMBE DU CÔTÉ DROIT. ESCHARRE SUPERFICIELLE AU NIVEAU DE L'ARTICULATION SACRO-ILIAQUE DROITE (LA TEMPÉRATURE ÉTAIT PLUS ÉLEVÉE DU CÔTÉ DROIT PARALYSÉ). FOYER DE RAMOLLISSEMENT SIÉGEANT AUTOUR DE LA SCISSURE DE SYLVIUS, A GAUCHE.

OBS. VI (personnelle). — R... Victoire, 46 ans, blanchisseuse, entre, le 18 avril 1873, à l'hôpital Lariboisière, salle Sainte-Joséphine, n° 31, service de M. le docteur Millard; elle meurt le 7 mai à cinq heures du matin.

Attaque d'apoplexie cérébrale le 14 avril, quatre jours avant son entrée.

A son entrée, hémiplégie droite et aphasie complète. Intelligence intacte.

Température plus élevée du côté paralysé que du côté sain.

Rien du côté des pupilles.

Irrégularité des pulsations cardiaques avec dédoublement du second bruit.

Incontinence des urines et des matières fécales.

Le 29 avril, quinze jours après le début de la maladie, même état que précédemment; mais, en plus, un peu d'assoupissement. Pas d'escharre aux fesses, mais érythème au niveau du sacrum débordant de chaque côté également.

30 avril. Depuis la veille au soir, vomissements verdâtres.

Lenteur de l'intelligence, qui est pourtant intacte.

Yeux excavés; paresse des paupières supérieures.

Respiration bruyante, difficile, 32 resp.

Pouls petit, filiforme, irrégulier.

Tempér. axil. : à droite (côté paralysé), 38°,2; à gauche (côté sain), 37°,2.

1er mai. A vomi de nouveau; se plaint de douleurs au niveau de la convexité du crâne; moins abattue.

3 mai. Retombe de nouveau; a vomi ce matin; yeux excavés; sans expression; pupilles égales; vue intacte; douleur de la tête disparue.

6 mai, vingt-deuxième jour de la maladie. Crachats rouges-noirs, sales, bien délimités, visqueux.

Matité dans les deux tiers inférieurs du poumon droit, avec respiration sèche et ronflante, et gros râles muqueux sonores à l'inspiration à ce niveau. Râles muqueux fins vers l'aisselle. Sonorité tympanique dans le tiers supérieur du poumon. Râles trachéaux. Toux râleuse, faible.

Face pâle, sans expression.

La jambe droite et le bras droit sont œdématiés. Cet œdème est dur et plus manifeste à la jambe qu'au bras, plus manifeste aussi à l'extrémité de ces deux membres.

Au niveau de l'articulation sacro-iliaque droite, on découvre une escharre de l'étendue d'une pièce de 50 centimes, entourée d'une zone érythémateuse de 1 centimètre de largeur.

Le soir, le pouls est presque imperceptible. Dans la moitié inférieure et postérieure du thorax, à droite, existe de la matité avec souffle doux aux deux temps et quelques râles crépitants, avec retentissement loin-

tain de la voix. On entend aussi de gros râles trachéo-bronchiques éloi-
gnés. La peau est fraiche. Pas de crachats.

Dans la nuit, l'état s'aggrave de plus en plus et la malade meurt le
7 mai, à cinq heures du matin, avec des symptômes d'asphyxie très-
accusés.

A l'AUTOPSIE, le 8 mai au matin, on trouve les lésions suivantes :

Cavité crânienne : Foyer de ramollissement jaune clair, avec stries
vasculaires du volume d'un œuf de dinde, à diamètre antéro-postérieur,
situé immédiatement en dehors du noyau extra-ventriculaire de l'hémisphère gauche, à 2 ou 3 millimètres au-dessus du plancher supérieur de
l'étage inférieur du ventricule latéral correspondant, dépassant en avant
et surtout en arrière la scissure de Sylvius. Les vaisseaux sylviens vont
se perdre à la périphérie du ramollissement et ne présentent aucune obli-
tération appréciable. Au niveau de ce foyer de ramollissement, à l'u-
nion du tiers moyen et du tiers postérieur, et à la réunion de la face externe avec la face supérieure de l'hémisphère gauche correspondant, une
circonvolution cérébrale est déprimée, molle et plus foncée que les autres. Pas de liquide sous-arachnoïdien ; un peu de liquide dans les ventricules.

Cavité thoracique : Environ un verre de liquide séro-sanguinolent
dans la cavité pleurale droite. Le poumon droit, recouvert d'une légère
couche de fausses membranes friables, est beaucoup moins affaissé que
le gauche. Il est aussi plus foncé, plus consistant et présente à sa surface 3 ou 4 taches noirâtres assez larges, les unes vers la partie supérieure, d'autres vers la base. Le poumon gauche présente une légère
couche de fausses membranes friables à la partie postérieure du sommet
et vers la base, en arrière. Il offre aussi une tache foncée assez large à
la partie postérieure, vers la base.

Les taches foncées des deux poumons, plus nombreuses et plus con-
sidérables à droite qu'à gauche, présentent une certaine consistance et
correspondent à des noyaux d'apoplexie pulmonaire dont deux, à droite,
paraissent un peu plus anciens que les autres. Les branches de l'artère
pulmonaire qui se rendent à ces noyaux sont oblitérées par des caillots
fibrineux assez consistants, non adhérents. Entre ces noyaux d'apoplexie,
dont le plus gros, de forme triangulaire, a le volume d'une orange et
siége dans le lobe supérieur du poumon droit et le plus petit celui d'une
noix, le tissu pulmonaire présente les caractères d'une pneumonie au
premier degré. Cette pneumonie est plus accusée dans le poumon droit
que dans le poumon gauche.

Cœur : Caillots fibrineux de différents âges dans les cavités. Rétrécissement de l'orifice mitral, qui ne laisse passer qu'avec peine l'extrémité

du petit doigt. Un peu d'épaississement du bord libre de la valvule tricuspide.

Foie : Très-congestionné.

Reins : Infarctus triangulaire assez ancien à la périphérie de l'un des reins.

ŒDÈME DU BRAS ET DE LA JAMBE DU CÔTÉ DROIT, ESCHARRE SUPERFICIELLE DE LA FESSE DROITE (CÔTÉ DE LA PARALYSIE) PRÉCÉDÉE D'ÉRYTHÈME ET DE PHLYCTÈNE (LA TEMPÉRATURE ÉTAIT PLUS ÉLEVÉE DU CÔTÉ DROIT PARALYSÉ). LA MALADE A SURVÉCU A SON ATTAQUE D'APOPLEXIE CÉRÉBRALE ; ON SUPPOSE QU'ELLE ÉTAIT ATTEINTE D'UNE HÉMORRHAGIE SIÉGEANT DANS L'HÉMISPHÈRE GAUCHE. LE CŒUR N'ÉTAIT LE SIÉGE D'AUCUNE LÉSION MORBIDE.

Obs. VII (personnelle). — B... Rose, 57 ans, journalière, entre, le 18 avril 1873, à l'hôpital Lariboisière, salle Sainte-Joséphine, n° 26, service de M. le docteur Millard ; elle sort améliorée le 10 juin 1873.

Attaque d'apoplexie cérébrale le 5 avril, treize jours avant son entrée. Avant, ni malaise ni céphalalgie.

Depuis, hémiplégie droite complète.

Intelligence obscurcie, dit quelques mots, toujours les mêmes, et ne peut fournir aucun renseignement sur son état. Facies dépourvu d'expression.

Sur la peau de la fesse droite on remarque une plaque érythémateuse de la largeur de la main.

Pas de bruit morbide au cœur.

Incontinence des urines et des matières fécales.

Les jours suivants, l'intelligence paraît moins obtuse. La face est pourtant toujours sans expression et les réponses n'ont guère varié. Elle répond presque invariablement qu'elle va bien. Paraît mieux comprendre les questions qu'on lui adresse.

Le 29 avril, on note que la température est sensiblement plus élevée du côté paralysé que du côté sain (1/2 degré de différence).

Le lendemain, au centre de la plaque érythémateuse de la fesse droite, on remarque une petite escharre superficielle. Sur la fesse gauche, on note pour la première fois une petite plaque d'érythème avec une phlyctène en son centre.

On s'aperçoit encore que la main droite est manifestement œdématiée et que la jambe droite est plus arrondie, plus volumineuse que la gauche, sans que l'on puisse déprimer visiblement la peau et le tissu cellulaire sous-cutané.

Les jours suivants, l'intelligence fait des progrès. La malade comprend mieux et répond aux diverses questions. Le facies est meilleur.

Le 26 mai, on note que la main droite est plus œdématiée que précédemment, que la rougeur de la fesse droite est plus étendue et qu'il existe une mortification de la largeur d'une pièce de 2 francs au niveau de la peau qui recouvre l'articulation sacro-iliaque, et une autre mortification de la peau de la largeur d'une pièce de 1 franc dans la fosse iliaque externe droite, au-dessus du grand trochanter.

Le 10 juin, la malade sort, sur sa demande, ayant recouvré son intelligence, mais conservant son hémiplégie droite avec œdème de la main droite.

IV. MODIFICATIONS PATHOLOGIQUES DANS LE CRANE.

Voir notre observation III, dans laquelle on a noté un épanchement séreux sous-arachnoïdien limité à l'hémisphère droit, un épanchement de sérosité limité au ventricule latéral droit et une hémorrhagie du corps strié gauche.

En comptant les observations qui me sont personnelles et celles que j'ai empruntées de Cruveilhier et de Bennett, on peut voir que, sur le total des 18 observations que j'ai annoncées au début de ce travail, 4 sont passées sous silence. De ces 4 observations, 3 sont négatives au point de vue d'une lésion pulmonaire ou autre imputable à la lésion cérébrale; quant à la quatrième, elle indique une hépatisation du côté opposé à l'hémiplégie.

Ces 4 observations négatives appartiennent à Bennett.

Ainsi, dans 18 cas d'hémorrhagie ou de ramollissement cérébral circonscrits, 14 fois on a trouvé une lésion pulmonaire ou autre du côté de l'hémiplégie, 1 fois (1) du côté opposé à l'hémiplégie, 3 fois (2) un résultat négatif en ce qui concerne les lésions autres que les lésions cérébrales et dépendantes de celles-ci; ce qui fait une proportion de 7 fois sur 9 à l'appui de la corrélation déjà maintes fois indiquée entre telle affection cérébrale et telle lésion située du côté de l'hémiplégie.

En parcourant ce tableau, on a pu voir que je ne possédais aucun fait personnel de pneumonie siégeant du côté de l'hémiplégie. Tous

---

(1) Obs. XXIII de Bennett, t. I, p. 518.
(2) Obs. XVII de Bennett, t. 1, p. 505.
    Obs. XXVI   —   —   p. 522.
    Obs. XXVII   —   —   p. 526.

ces faits appartiennent à Cruveilhier et à Bennett, qui, je le répète, ne les ont point rapportés à l'affection cérébrale concomitante.

On pourra se convaincre facilement aussi que dans tous les cas que je cite, moins un, il y a eu autopsie.

Il importe de faire remarquer qu'il est facile de relever, à l'aide des observations exposées ou indiquées dans ce travail, combien de fois telle lésion donnée dépendant de l'affection cérébrale s'est montrée, soit isolément, soit associée à d'autres lésions siégeant aussi du côté de l'hémiplégie.

Ainsi, pour prendre un exemple, je dirai que sur 9 cas où l'état de la pupille est noté, 4 fois on a constaté la contracture de la pupille du côté de l'hémiplégie, deux fois la contracture des deux côtés, 1 fois la dilatation du côté de la paralysie, 1 fois la dilatation des deux côtés, 1 fois enfin l'état normal des pupilles.

Une remarque facile à faire encore, c'est que la lésion cérébrale siégeait par ordre de fréquence dans le corps strié, la couche optique, la protubérance, divers points du centre ovale et l'un des pédoncules cérébraux. Quant à l'étendue et à l'ancienneté de ces lésions, elles sont variables et il est facile de les retrouver dans un certain nombre au moins des observations.

Les faits que j'ai produits ou signalés sont empruntés à la pathologie. Mais je n'ignore pas que déjà auparavant l'expérimentation avait fait connaître la possibilité de la production de lésions diverses du côté opposé à la lésion cérébrale. Ainsi M. Brown-Séquard avait remarqué que lorsqu'on blesse une moitié latérale de la protubérance, les lésions pulmonaires qui en dépendent sont plus prononcées du côté opposé à la lésion cérébrale.

La pathologie expérimentale et la pathologie proprement dite viennent donc se donner ici un mutuel appui.

Mais après les faits vient l'interprétation. Or, il importerait d'élucider la question de savoir par quelles voies, dans les cas dont il est ici question, s'exerce l'influence du cerveau lésé sur l'état des divers organes superficiels ou profonds qui en dépendent.

Lorsqu'une partie essentielle de l'un des hémisphères cérébraux vient à être désorganisée, on peut constater la paralysie complète ou incomplète de la sensibilité et de la motilité proprement dite dans les parties opposées du corps. Cette constatation est généralement facile à faire, car elle frappe les sens sans qu'il soit nécessaire d'explorer l'intimité des tissus. Aussi la remarque en a-t-elle été faite depuis fort longtemps. A ces effets, de connaissance vulgaire, viendraient se joindre, selon nous, ceux de la *paralysie vaso-motrice*. Or c'est précisément à une paralysie vaso-motrice que nous croyons devoir rapporter les diverses lésions déjà mentionnées et siégeant le plus souvent du côté de l'hémiplégie. Le phénomène qui domine, dans ces lésions, c'est la stase sanguine, quelquefois énorme, amenant la congestion et, à un degré plus avancé, l'apoplexie (en ce qui concerne notamment le poumon), de même que l'œdème, soit pulmonaire, soit sous-cutané, etc.

L'interprétation de phénomènes semblables ou analogues à ceux que j'ai observés de mon côté par une paralysie vaso-motrice a déjà été fournie par M. Charcot (1). J'ajouterai que les expériences de M. Ranvier sur la production de l'œdème me paraissent corroborer cette manière de voir (2).

---

(1) Leçons faites à la Salpêtrière en 1868.
(2) Comptes rend. de l'Acad. des sc., 21 juin 1869.

FIN